TRAVAUX

DE LA

SOCIÉTÉ LIBRE D'ÉMULATION

DU COMMERCE ET DE L'INDUSTRIE

DE LA SEINE-INFÉRIEURE.

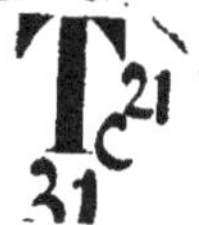

TRAVAUX

DE LA

SOCIÉTÉ LIBRE D'ÉMULATION

DU COMMERCE ET DE L'INDUSTRIE

DE LA SEINE-INFÉRIEURE.

SUR

LE PAIN MIXTE DE BLÉ ET DE RIZ

VALEUR DU RIZ COMME ALIMENT

ET

RÉFLEXIONS GÉNÉRALES SUR L'ALIMENTATION

PAR J. GIRARDIN

Correspondant de l'Institut, Directeur de l'École préparatoire à l'Enseignement supérieur des Sciences et des lettres de Rouen, Officier de l'Instruction publique, etc.

(Mémoire communiqué à la Société libre d'Émulation du Commerce et de l'Industrie de Rouen, dans la séance du 5 décembre 1855.)

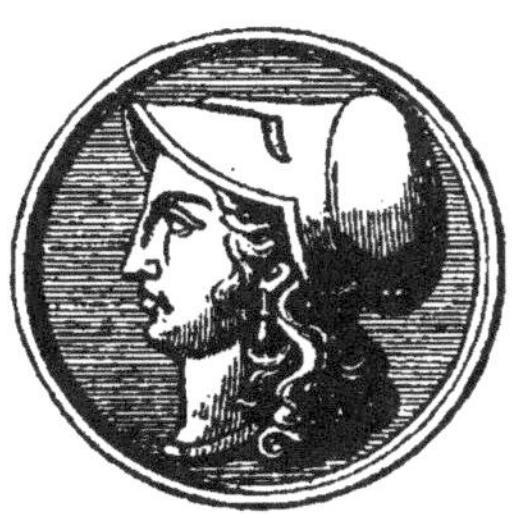

ROUEN

IMPRIMERIE DE ALFRED PÉRON

Rue de la Vicomté, 55

1855

SUR

LE PAIN MIXTE DE BLÉ ET DE RIZ.

VALEUR DU RIZ COMME ALIMENT,

ET

Réflexions générales sur l'Alimentation.

> La question des subsistances est ou sera bientôt la première de toutes les questions économiques, et peut-être la seule question de paix ou de guerre.
>
> DE CORMENIN.

Dans un moment où tout ce qui concerne la question des subsistances a une si haute gravité, il faut que chacun s'empresse d'apporter son contingent d'expériences et d'observations, afin que les propriétés de chaque matière alimentaire soient bien connues, et qu'on puisse se rendre un compte exact de la valeur, comme aliment, d'une foule de mélanges qu'on propose à chaque instant pour rendre la nourriture du peuple plus économique. Il y a, à l'égard des subsistances, bien des erreurs et des préjugés répandus dans le monde ; il appartient surtout aux chimistes, aux physiologistes et aux économistes instruits de les combattre et de les déraciner.

La question que je vais traiter a déjà soulevé bien des controverses. Les faits que j'apporte dans la discussion me paraissent dignes d'être pris en sérieuse considération par tous ceux qui s'occupent de l'alimentation publique.

Je n'ai pas eu, et je ne pouvais avoir la prétention d'envisager dans cet opuscule tout ce qui concerne la nourriture de l'homme, car le sujet des subsistances est si vaste, qu'il faudrait y consacrer plusieurs volumes. Mais de même qu'en 1847, M. H. Barbet, alors maire de Rouen, me fournit l'occasion de donner quelques conseils, à propos du maïs que personne ne voulait accepter pour suppléer au blé, de même, en 1855, M. Fleury, maire actuel de Rouen, m'a offert le prétexte, à propos du riz qu'on me paraît vanter outre mesure, de résumer quelques-uns des principes que la science moderne a formulés sur l'alimentation, et de vulgariser les intéressants travaux de plusieurs savants contemporains sur les matières alimentaires les plus communes.

On pourra bien ne pas partager toutes mes convictions, mais on me reconnaîtra le droit de mettre en tête de cet écrit la devise du grand Montaigne : CECI EST UN LIVRE DE BONNE FOI !

I.

Osons dire tout ce qui est vrai, et marchons par où Dieu nous conduit (πράττωμεν ταυτῃ, ἐπειδὴ ταυτῃ ὁ θεος υφηγειτοι).

SOCRATE Κριτων.

Il y a quelques mois, à la fin de mai, un boulanger de Rouen, le sieur Tavernier aîné, demanda au maire l'autorisation de fabriquer du pain en y faisant entrer une certaine quantité de riz, s'engageant à le livrer à la consommation à un prix moins élevé que celui de la taxe. Avant de rien statuer à cet égard, M. le Maire me fit l'honneur de me consulter, et il m'envoya en même temps du pain confectionné par le sieur Tavernier.

Après avoir pris connaissance du procédé suivi par ce boulanger, et examiné son pain, je transmis à M. le Maire les renseignements suivants :

Le sieur Tavernier mélange à la farine de pur froment 1 dixième de son poids de farine de riz, de sorte que le sac de farine qu'il cuit se compose de :

Farine de froment.	141 k. 30
— de riz . . .	15 70
	157 k. » poids du sac ordinaire.

Il fait cuire la farine de riz dans l'eau jusqu'à ce qu'elle soit convertie en bouillie; puis, il la mêle dans le pétrin avec la farine de blé et le levain.

Il cuit ensuite le pain à la manière habituelle.

Le sac de cette farine mixte de blé et de riz lui fournit, après la cuisson, 215 kil. 80 de pain, c'est-à-dire 15 kil. 80 de plus que le sac de pur froment.

Le pain mixte est d'excellent goût et ne peut être distingué du pain ordinaire; il est seulement un peu pâteux et moins léger.

Voici sa composition rapprochée de celle du pain blanc de Rouen :

	Pain blanc ordinaire.	Pain mixte de blé et de riz.
Eau.	32,70 . . .	37,90
Matières organiques.	66,80 . . .	60,31
— minérales	0,50 . . .	1,79
	100. » . . .	100. »
Azote sur 100 parties de pain frais.	1,36 . . .	1,38

On voit que le pain mixte contient notablement plus d'eau et moins d'azote que le pain blanc ordinaire. Il est donc, en raison de ces deux circonstances, bien moins nutritif que ce dernier. En représentant par 100 le pouvoir nutritif du pain de pur froment, l'équivalent du pain mixte serait représenté par 112,35, ce qui revient à dire que, pour se nourrir au même degré, il faudrait remplacer 100 kil. de pain blanc ordinaire par 112 kil. 35 de pain mixte de riz.

Le prix du pain ordinaire étant à 46 c. le kil., et le sieur Tavernier se proposant de vendre 42 c. le kil. de son pain, on voit que le consommateur éprouverait une perte en faisant usage de ce dernier, puisque payant 46 fr. les 100 kil. de pain ordinaire, il payerait 47 fr. 18 les 112 kil. 35 de pain mixte qui lui seraient nécessaires pour être aussi bien nourri.

Je ne crois donc pas que, dans ces circonstances, il y ait lieu de permettre au sieur Tavernier de fabriquer et de vendre ce pain mixte de riz, la différence de 4 c. par kil. sur le prix de vente étant insuffisante, eu égard à la différence qui existe entre les pouvoirs nutritifs de ces deux sortes de pain.

Il ne serait pas, d'ailleurs, possible au sieur Tavernier de réduire davantage le prix de son pain mixte, puisque déjà, avec un abaissement de 4 c. par kil., ce boulanger travaillera à perte, ainsi que le calcul suivant le démontre :

Compte de revient du Pain ordinaire :

157 k. de farine à 0 f. 51	80 f. 07
200 k. de pain à 0 f. 46	92 »
Différence en plus . .	11 f. 93

Compte de revient du Pain mixte :

141 k. 50 de farine de blé à 0 f. 51	72 f. 063	79 f. 128
15 k. 70 de farine de riz à 0 f. 45	7 065	
215 k. 80 de pain. . . . à 0 f. 42		90 636
Différence en plus . . .		11 f. 508

Si, d'un côté, le boulanger bénéficie :

Sur la composition du sac de farine.	0 f. 942
Sur la fabrication, en ayant 15 k. 80 de pain de plus, à 0 f. 42	6 636
	7 f. 578
D'un autre côté, il éprouve, sur les 200 k. de pain ordinaire vendus 4 c. de moins par kilogramme, une perte de.	8 f. »
Différence de la perte sur le bénéfice.	0 422

On ne voit donc pas quel peut être l'intérêt du boulanger à fabriquer du pain avec addition d'un dixième de farine de riz. Ce ne serait qu'en en mettant un cinquième qu'il pourrait faire quelque bénéfice, mais alors le consommateur serait trop lésé, et il ne serait pas convenable que l'Administration autorisât une pratique qui irait justement à l'opposé de ce qu'elle cherche toujours, à savoir l'avantage de ses administrés.

Si, dans les temps de cherté du blé, il est utile

de répandre l'usage du riz dans l'alimentation générale, il ne faut en conseiller l'emploi qu'à l'état de nature, c'est-à-dire cuit à l'eau ou au lait, ou associé aux viandes. Alors le consommateur paie cette substance ce qu'elle vaut et rien de plus ; il la mange dans la proportion qu'il veut, et c'est lui qui, suivant ses goûts ou ses besoins, modifie son régime alimentaire.

C'est une manie fâcheuse et qui se reproduit périodiquement aux époques de la cherté des subsistances, de vouloir dénaturer le pain de froment par l'introduction de substances alimentaires, moins chères de prix d'achat, mais aussi moins nutritives ; on gâte l'aliment essentiel sans ajouter aucune qualité aux matières introduites, et presque toujours il y a pour le consommateur une perte réelle en argent.

Je l'ai déjà dit en 1847 : « Il est préférable de manger en nature le maïs, le riz, la betterave, la pomme de terre, plutôt que de les mêler au pain ; car, au point de vue de l'alimentation, il n'y a vraiment pas nécessité à faire consommer ces substances sous forme de pain, et il y a cet inconvénient d'obtenir un mélange moins bon, moins sain, moins agréable, que chacun des éléments isolés. » (1).

---

(1) Mémoire sur le pain mixte de blé et de maïs. — *Extrait des travaux de la Société centrale d'agriculture de la Seine-Inférieure, trimestre d'avril* 1848, *p.* 93.

A la suite de ma communication, **M**. le **Maire** refusa au sieur Tavernier l'autorisation qu'il demandait, et d'ailleurs ce dernier n'insista plus dès qu'il eut reconnu, par mes calculs, qu'il aurait travaillé à perte.

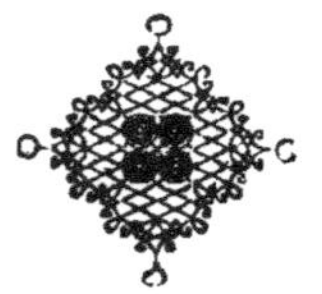

II.

> Les erreurs ont la vie bien dure ; quand le temps ne les détruit pas, il les embaume !
>
> J.-J. AMPÈRE.

A quelques jours de là, je fus consulté par un des honorables présidents des Bureaux de bienfaisance de Rouen sur la valeur alimentaire du riz, dont il désirait propager l'emploi sous forme de potage parmi les pauvres recevant des secours en nature des bureaux de cette utile institution. Voici un résumé de la réponse que je fis à cet égard.

On a généralement de fausses idées sur la valeur alimentaire du riz. On le prône partout comme un aliment des plus nourrissants ; c'est une erreur. De toutes les graines céréales, c'est la moins riche en azote, en matières grasses et en matières minérales, ces trois principes essentiels des aliments ; sous ces rapports, le riz est également très inférieur aux graines des légumineuses. C'est ce qu'il est facile de voir par le tableau suivant :

	Matières azotées.	Matières grasses.	Matières minérales.
Blé, en moyenne	14,60	1,20	1,60
Seigle	12,50	2,25	2,60
Orge	12,96	2,76	3,10
Avoine	14,39	5,50	3,25
Maïs	12,50	8,80	1,25
Pois secs	23,80	2,10	2,10
Fèves	24,40	1,50	3,60
Haricots	23,50	2,80	3,20
Lentilles	25,20	2,60	2,50
Riz	7,50	0,80	0,90

On voit que le riz occupe le dernier rang dans les trois colonnes. Ce qui prédomine dans cette semence, c'est l'amidon ou fécule, c'est-à-dire un principe qui est fort peu nourrissant.

On ne cesse de répéter que le riz est la seule nourriture des habitants des Indes-Orientales. Il n'en est pas tout-à-fait ainsi, d'après les observations d'un médecin très éclairé qui, durant une résidence à Pondichéry, a fait une étude particulière des mœurs et des habitudes des Indous. Voici ce que rapporte M. Lequerri sur leur régime alimentaire :

« La nourriture est presque entièrement végétale,
« le riz en fait la base ; les castes inférieures seules
« mangent de la viande ; toutes mangent du *Kari*...

« Le *Kari*, composé de viande, de poisson ou de « légumes, se mêle à du riz cuit avec très peu « d'eau. Il faut avoir vu les Indiens manger, pour « se faire une idée de l'énorme quantité de riz « qu'ils engloutissent dans leur estomac. Il serait « impossible aux Européens d'en manger autant « à la fois; aussi trouvent-ils que le *riz ne les nourrit* « *pas*, et conservent-ils généralement l'usage du « pain. » (1).

M. Boussingault, qui a parcouru l'Amérique méridionale avec tant de profit pour la science, et qui a longtemps vécu dans les pays qui produisent du riz, affirme qu'il est loin de le considérer comme une nourriture substantielle. Il l'a toujours vu, dans l'usage ordinaire, remplacer le pain; et lorsqu'il n'est pas associé à la viande, on le consomme avec du laitage. D'après lui, le riz n'est guère plus azoté que le foin des prairies (2).

On conçoit très bien, en effet, vu la faible proportion d'azote dans le riz, qu'il faille ingérer de cette substance une grande quantité pour équivaloir aux effets du pain ou de tout autre aliment plus riche.

En fait d'alimentation, il y a des principes que la science moderne a posés, mais que presque tout

---

(1) Boussingault. — *Recherches sur la quantité d'azote contenue dans les fourrages, et sur leurs équivalents*. 2e Mémoire. — ANNALES DE CHIMIE ET DE PHYSIQUE, t. 67, p. 408.

(2) Boussingault. — *Loco citato*. — ANNALES DE CHIMIE ET DE PHYSIQUE, t. 67, p. 412.

le monde ignore malheureusement. Il n'est pas inutile de les consigner ici.

Les substances que l'on ingère remplissent d'autant mieux le but de la nature, qu'elles offrent plus d'analogie, par leur composition, avec le corps des animaux. Il suffit de réfléchir au nombre des éléments qui concourent à former nos organes, pour concevoir que la réparation des pertes de l'économie ne peut être effectuée que par des aliments qui les renferment tous. C'est ce qui explique les deux lois importantes que Magendie a découvertes par l'expérimentation directe, à savoir : 1° Nécessité d'une nourriture variée; 2° Supériorité du régime animal comparé au régime végétal.

L'expérience a démontré, en effet, qu'un aliment simple, soit végétal, soit animal, ne peut suffire seul à produire une nutrition complète. Ainsi le pain, la viande, le bouillon, pris isolément, ne peuvent suffire à l'alimentation; les forces s'affaiblissent, la santé se détériore, si l'usage exclusif d'une de ces substances est trop longtemps continué. Le célèbre Clouet se nourrit quelque temps de pommes de terre et d'eau; le médecin anglais Starck se mit pendant un mois au régime exclusif de sucre et d'eau; tous deux furent obligés de cesser leurs expériences; leur santé l'exigeait. La conséquence directe de tous les essais et de la pratique habituelle, c'est que les aliments doivent être variés, pour que la nutrition soit aussi complète que possible.

D'un autre côté, l'expérience a encore appris que les substances animales, et surtout les substances azotées, sont les plus faciles à digérer et les plus nutritives, parce qu'elles se rapprochent le plus de notre nature. Les aliments non azotés ne pourraient seuls fournir les principes réparateurs dont le corps a besoin; et c'est justement parce que les végétaux ne renferment que des quantités assez faibles de matières azotées, que les herbivores ont besoin d'en ingérer une si grande quantité ; nécessité à laquelle la nature prévoyante a pourvu, en donnant à ces animaux plusieurs estomacs et un tube digestif beaucoup plus long que celui des carnivores et des omnivores.

Les aliments azotés, tels que fibrine, albumine et caséine végétales (contenues dans les semences des céréales et des légumineuses), fibrine, albumine et caséine animales (contenues dans la chair, le sang, les œufs, le lait, le fromage), sont les seuls qui soient propres à la sanguification et qui donnent naissance aux principes des organes. Les aliments non azotés, tels que la graisse, l'amidon, la gomme, le sucre, ne servent, dans l'état de santé, qu'à l'entretien de l'acte respiratoire et au développement de la chaleur animale qui en est la conséquence. Ces derniers ne sont donc pas des aliments au même titre que les premiers ; de là, la distinction faite avec beaucoup de justesse par M. Liebig des substances mangées par l'homme en *aliments plastiques* (azotés), et en *aliments respiratoires* (non azotés) (1). L'entretien régulier de la vie ne peut

(1) Liebig. — *Lettres sur la chimie*, t. I, p. 260 (1845).

avoir lieu évidemment qu'avec le concours de ces deux sortes d'aliments, et notamment avec une prédominance des aliments plastiques; car les aliments respiratoires étant en totalité consommés par la respiration, leur usage exclusif amènerait bientôt la débilité et la mort, puisqu'aucune matière assimilable ne viendrait accroître ou renouveler les organes essentiels.

Une substance organique ne peut être considérée comme un *aliment complet*, qu'autant qu'elle offre réunis : des *principes azotés* ayant la même composition que les principes essentiels du sang (fibrine, albumine, caséine); des *matières grasses*; des *principes amylacés ou sucrés*; de *l'eau*, et enfin des matières *salines* ou *minérales*, notamment des sels alcalins et des phosphates, qui sont surtout nécessaires à la formation des tissus musculaire et osseux. Il n'y a guère que le lait, parmi les matières alimentaires, qui réunisse tous ces éléments divers, indispensables pour suffire à une nutrition complète; voilà pourquoi, comme nous le disions précédemment, il y a nécessité d'introduire dans le régime habituel une grande variété de substances organiques, animales et végétales, afin de satisfaire aux conditions qui viennent d'être indiquées. Dans tous les cas, les aliments empruntés au règne végétal sont d'autant plus nutritifs, qu'ils contiennent une plus forte proportion des principes albuminoïdes ou azotés (albumine, fibrine, caséine végétales), les seules propres à produire du sang; de sorte qu'on a été conduit, non sans raison, à représenter la valeur relative des aliments, de quelque nature qu'ils soient, par la quantité relative d'azote qu'ils contiennent.

J'emprunte à M. Liebig une manière très intelligible de faire saisir les différences qu'offrent, au point de vue chimique, les principaux aliments; c'est de représenter par des chiffres les proportions relatives des principes *plastiques* ou azotés, et des principes *respiratoires* ou non azotés qu'ils renferment :

	Principes plastiques.	Principes non azotés.
Lait de vache	10	30
— de femme	10	40
Lentilles	10	21
Fèves	10	22
Pois	10	23
Chair de mouton (engraissé)	10	27
— de porc (engraissé)	10	30
— de bœuf	10	17
— de lièvre	10	2
— de veau	10	1
Farine de froment	10	46
— d'avoine	10	50
— de seigle	10	57
— d'orge	10	57
Pommes de terre blanches	10	86
— — bleues	10	115
Riz	10	123
Farine de sarrasin	10	130

Il ne faut considérer ces nombres, d'après M. Liebig, que comme des moyennes entre les deux limites extrêmes. On peut admettre, comme un rapport assez constant, que pour 1 partie de substance plastique, les pois, les haricots, les lentilles contiennent, en substance non azotée, de 2 à 3; les céréales, le blé, le seigle, l'orge, l'avoine, de 5 à 6; les pommes de terre, de 8 à 11; le riz et le sarrasin, de 12 à 13 parties (1).

L'expérience a démontré qu'un homme qui travaille, a besoin de recevoir chaque jour, pour être suffisamment soutenu et maintenu en bon état de santé et de force, une ration alimentaire contenant 26 gr. d'azote et 330 gr. de carbone.

« Il n'existe guère, dit M. I. Pierre, de substances alimentaires dans lesquelles on trouve l'azote et le carbone précisément dans le rapport de 26 du premier pour 330 du second ; presque toujours, il y a excès de l'un ou de l'autre, et, le plus souvent, c'est le carbone qui domine. En d'autres termes, pour trouver, dans une substance alimentaire, une quantité suffisante de principes réparateurs azotés, on est souvent obligé d'en prendre une quantité trop grande, en ce sens, qu'une partie des matières carbonées ne trouve pas d'emploi dans l'assimilation, et doivent être expulsées sans avoir concouru d'une manière utile à la nutrition.

« C'est ainsi que pour trouver les 26 gr. d'azote nécessaires à l'homme adulte qui travaille, on

---

(1) Liebig. — *Nouvelles Lettres sur la chimie*, t. II, p. 124.

est obligé de prendre 2,363 gr. de pain, tandis qu'il suffirait d'en prendre 1,100 gr. pour y trouver les 330 gr. de carbone jugés nécessaires pour le jeu régulier de nos fonctions. C'est donc une consommation de 1,263 gr., c'est-à-dire plus de la moitié, dont les éléments azotés seuls sont utilisés, tandis que le reste est consommé en pure perte. Pour trouver cette même quantité de matières azotées réparatrices, il faudrait consommer 2,408 gr. de riz sec, dont 767 gr. seulement suffiraient pour fournir les 330 gr. de carbone; mais si nous nous rappelons que le riz doit se consommer cuit, et qu'il retient alors environ deux fois son poids d'eau, la consommation du riz cuit représenterait donc le poids énorme de 7,224 gr. d'aliment, auquel il faudrait encore ajouter la boisson.

« Nous arriverions à un chiffre encore plus considérable, si nous considérions les châtaignes, les carottes, les pommes de terre ou les navets. Ainsi, pour trouver nos 26 gr. d'azote, il faudrait :

8,387 gr. de carottes,
10,833 gr. de pommes de terre,
Et environ 20,000 gr. de navets.

« Il est inutile d'insister sur la fatigue éprouvée par l'estomac humain que l'on voudrait soumettre à un pareil régime. » (1).

(1) *Résumé de quelques leçons sur les substances alimentaires*, par Isidore Pierre. — Caen, 1854, br. in-12.

D'après M. Boussingault, si l'on représente l'équivalent nutritif de la farine de froment par 100

L'équivalent du riz sera représenté par. . .		177
—	des pois	67
—	des haricots.	56
—	des lentilles.	57 (1)

Ainsi la théorie indique que 1 kil. de farine de blé devrait être remplacé, dans l'alimentation, par près de 2 kil. de riz sec, et que 1 kil. de haricots devrait l'être par un peu plus de 3 kil. de riz.

Pour que le riz produise de bons résultats dans l'alimentation des adultes, il faut évidemment, d'après tout ce qui précède, l'associer toujours à des aliments très azotés, c'est-à-dire avec de la viande ou du lait, ou des graines légumineuses (2). Mais alors le prix de la ration alimentaire s'élèvera beaucoup plus que celui du pain, d'autant plus, d'ailleurs, qu'on ne peut livrer le riz que cuit, c'est-à-dire surchargé du prix du combustible et de la main-d'œuvre nécessaires pour la confection de l'aliment. Ce n'est que lorsque le prix du pain est très élevé, et que celui du riz est assez bas, qu'il y a économie à utiliser ce dernier.

Toutes ces réflexions ont pour but de démontrer

---

(1) Boussingault. — *Loco citato.* — ANNALES DE CHIMIE ET DE PHYSIQUE, t. 67, p. 414.

(2) Les Turcs font un grand usage du riz sous la forme de *pilaw;* c'est une préparation fort simple, qui consiste à faire cuire le riz dans du jus de viande, et à l'assaisonner avec du sel, du safran, de la poudre de kari et du piment.

que l'usage du riz pour le régime alimentaire des adultes n'est pas aussi avantageux qu'on le croit généralement; qu'il ne faut l'employer que dans une proportion très secondaire, toujours associé d'ailleurs à des aliments riches en principes plastiques, puisque c'est une substance peu nourrissante, qui leste et remplit l'estomac, tout en donnant fort peu de principes réparateurs aux organes ; enfin, qu'il faut lui préférer de beaucoup, pour la nourriture du peuple, le pain, les haricots, les fèves, les lentilles, les pois, le poisson, la viande surtout, lorsque cela se peut.

On a calculé que 500 gr. de viande fraîche nourrissent mieux un homme que 1,500 gr. de pain; que ces 500 gr. de viande sont, assez généralement en Europe, d'un prix moins élevé que celui des 1,500 gr. de pain, et l'on en a conclu qu'il vaut mieux employer la viande que le pain, comme base de la nourriture des hommes. Les Anglais sont convaincus de cette vérité; chez eux, la consommation de chair de boucherie est énorme (1). Aussi, par suite de ce régime essentiellement réparateur, sont-ils généralement plus vigoureux et plus aptes à soutenir la fatigue que les autres peuples du continent.

L'expérience a démontré, en effet, que plus un homme dépense de forces musculaires, plus sa nourriture doit contenir de principes azotés. Ainsi

(1) André Thouin. — *Cours de culture*, t. 1, p. 84.

les ouvriers qui sont assujettis à des travaux pénibles, les soldats, les marins, qui sont soumis à des exercices violents et fatigants, devraient recevoir des aliments, non seulement plus abondants, mais plus succulents que les hommes de cabinet, les gens du monde, les ecclésiastiques, qui ont une vie plus tranquille. Si, pour suppléer à cette dépense de force, on ne fournit aux hommes que des pommes de terre, du riz ou autres substances végétales peu azotées, il faut alors en employer un volume si grand qu'il fatigue les organes de la digestion et laisse, en réalité, une moindre somme de travail ou de force vive disponible. Il est certain qu'un homme nourri exclusivement avec des féculents ne peut lutter, pour le travail accompli, avec un homme nourri avec de la viande. Le médecin Larrey, les pharmaciens Lodibert et Planche ont affirmé, dans les discussions qui eurent lieu dans le sein de l'Académie de médecine, il y a une vingtaine d'années, à propos de l'introduction du riz dans le pain, que l'usage exclusif du riz avait été peu favorable à nos soldats, tant dans les villes assiégées que dans les longues courses qu'ils firent, soit pour défendre le territoire menacé, soit pour effectuer des conquêtes. Ils en auraient même éprouvé, suivant ces judicieux observateurs, une sorte de débilité et d'affaissement analogue à celle qu'on remarque chez les Orientaux, et notamment chez les Indiens, pour lesquels cette nourriture est presqu'exclusive.

Si, dans les pays intertropicaux, en raison de la vie

presque contemplative et paresseuse qu'on y mène, la nourriture débilitante, ayant le riz pour base, peut suffire à la rigueur, dans nos pays du Nord, il faut absolument, pour entretenir l'activité intellectuelle et l'énergie musculaire, du pain et de la viande, ou des substances aussi rapprochées que possible par leur composition de ces deux aliments par excellence. Et si, par des motifs d'économie, on se trouve forcé de recourir momentanément aux substances farineuses peu azotées, il est sage de n'employer celles-ci que dans des proportions limitées, en mélange avec les premières ; il serait dangereux de les substituer complètement aux aliments plus riches dont on fait usage habituellement. Nos besoins, d'ailleurs, sont fondés le plus souvent sur des habitudes; il n'est pas toujours prudent de les changer, et surtout trop brusquement.

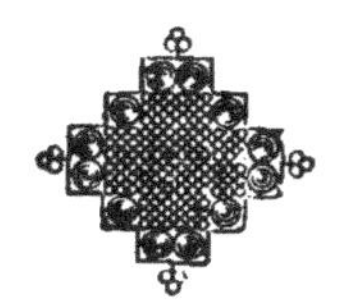

III.

> **Un homme qui a quelque amour pour la vérité, ne doit pas laisser passer une occasion de combattre des préjugés que l'ignorance a fait naître et qu'elle fomente. Les sciences aiment les conquêtes, mais elles ne veulent de sujets que pour les délivrer de la tyrannie de l'erreur.**
>
> **Théophile Bordeu.**

Le riz n'est pas la seule matière alimentaire sur laquelle on ait, dans la société, des idées peu exactes ; le blé, et par suite le pain, bien qu'ils soient depuis des siècles la base de la nourriture de presque tous les peuples européens, ont été et sont encore l'occasion de plusieurs préjugés qu'il me paraît utile de combattre de nouveau dans un intérêt public. Je dis *de nouveau*, car tous les ans, dans mes cours, je reviens sur ces questions, en m'efforçant de les éclaircir ; mais, comme l'a si bien dit Arago, les préjugés sont comme les plantes nuisibles : le plus petit effort suffit pour les extirper si on les saisit à leur naissance ; ils résistent, au contraire, quand on leur a laissé le temps de croître, de s'étendre, et de saisir dans leurs nombreux replis tout ce qui se trouvait à leur portée (1) !

Toutes les variétés de blé ne possèdent pas la même valeur alimentaire, attendu qu'elles ne sont pas toutes également riches en principes plastiques (gluten et albumine). Les analyses récentes de M. Jules Reiset ont parfaitement démontré qu'il y a une relation entre la valeur alimentaire des blés et leur densité; ainsi, les blés *durs* et *glacés*, qui sont les plus denses de tous, sont notablement plus riches en gluten que les blés *tendres* et *légers*, dits *blés blancs*.

Il semble donc que, par suite de cette plus grande richesse en principes essentiellement réparateurs, les blés durs et glacés devraient être préférés à tous les autres pour la confection du pain. Il n'en est rien cependant, au moins en France, où l'on n'emploie guère ces blés que pour la fabrication des vermicelles, macaronis, lazagnes et autres pâtes dites d'Italie. Ce qui fait que les meuniers et les boulangers ne veulent se servir que de blés tendres ou blancs pour la panification, c'est que ceux-ci se réduisent plus facilement en farine, donnent une farine plus fine et plus blanche que les autres, et qu'ils font ce qu'on est convenu d'appeler le pain de *première qualité*. On voit qu'ici on ne se préoccupe pas le moins du monde de savoir si les blés renferment plus ou moins de principes nutritifs.

---

(1) Arago. *Eloge historique de Watt.*

C'est là cependant le point le plus important sous le rapport de l'alimentation générale.

Le consommateur, s'en rapportant entièrement à l'opinion des meuniers et des boulangers, ne veut aussi que du pain très blanc. « On aura beau prouver, par des expériences précises, dit **M. J. Reiset**, que certains pains blancs de première qualité présentent une nourriture moins substantielle et moins réparatrice qu'un pain légèrement bis; le *pain bis* restera pour le consommateur un pain de *seconde qualité*, et ne sera recherché que par raison d'économie » (1).

Dans certaines contrées de la France, dans notre département, par exemple, le pain est, pour ainsi dire, le seul aliment des populations rurales. Un ouvrier robuste de nos campagnes consomme, dans sa semaine, de 9 à 10 kil. d'un pain compacte, et il n'achète pas plus d'un 1/2 kil. de viande; il y ajoute parfois du poisson salé, du beurre ou des œufs; mais le pain reste toujours son principal aliment.

Eh bien! en choisissant, pour faire son pain, un blé dur et glacé de préférence au blé blanc, l'ouvrier peut augmenter sa ration quotidienne d'une quantité de matière azotée correspondant à 250 gr. de viande de bœuf. On voit, de suite, par là, quelle influence heureuse peut avoir, sur l'alimentation,

---

(1) J. Reiset. *Mémoire sur la valeur des grains alimentaires.* — ANNALES DE CHIMIE ET DE PHYSIQUE, 3e série, t. 39, p. 22.

l'emploi d'un blé plus ou moins riche en gluten pour la confection du pain. On voit combien le régime alimentaire d'un homme se livrant à de rudes travaux peut être notablement amélioré, sans plus de dépenses pour lui, par l'emploi, non d'un blé qui donne la farine la plus blanche, mais d'un blé qui fournit la farine la plus riche en principes plastiques.

En présence du goût du consommateur qui, à propos de son aliment essentiel, préfère l'agréable à l'utile, c'est-à-dire une farine très blanche, mais peu nutritive, à une farine bise, mais riche en principes nourrissants, la ligne de conduite du producteur de blé est toute tracée. Dans les conditions qui lui sont faites par le public, cette éponge à préjugés, comme le disait spirituellement Arago, le cultivateur n'a aucun avantage à cultiver les blés durs qui ne deviennent riches en gluten qu'en appauvrissant le sol, puisque, sur les marchés, on donne le prix le plus élevé aux blés tendres ou blancs qui contiennent toujours une moins grande proportion d'azote. C'est là, assurément, un fait très regrettable, puisque, sur la même surface de terre, il est évident qu'en cultivant de préférence les blés riches en gluten, on aurait chaque année, en France, une plus grande somme de matière alimentaire, et qu'on pourrait ainsi arriver à combler le déficit qui existe réellement dans l'approvisionnement du pays en céréales, et, par suite, en pain.

Il ne sera pas sans intérêt de montrer ici la différence qu'on trouve entre les blés durs et les blés tendres, sous le rapport du gluten et de l'albumine, ces deux matières azotées qui ne diffèrent en rien, quant à leur composition, de celles qui existent dans le sang ou la chair des animaux, et que, pour cette raison, on pourrait justement nommer, avec M. J. Reiset, de la *viande végétale*. Le tableau suivant fournit, à cet égard, des renseignements précieux :

	Matières azotées sur 100 parties en poids:	
	Blés durs et demi-durs.	Blés tendres.
Blé des régions chaudes de Vénézuela . .	21,90	»
— de Pologne	21,50	»
— d'Egypte	20,60	»
— de Taganrog	20,00	»
— d'Afrique.	18,70	»
— Poulard bleu conique (année sèche). .	18,10	»
— — — (année moyenne)	15,50	»
— demi-dur de Brie	16,25	»
— mitadin du Midi.	16,00	»
— Victoria de mars.	15,51	»
— tendre du Banat (Hongrie)	»	15,40
— Hardy White	»	12,50
— Richelle de Grignon	»	12,44
— blanc anglais	»	11,75
— de la Charmoise.	»	11,68
— Barker's stiff straw	»	11,43
— blanc de Flandre	»	10,70
— Pétanielle noire ou Poulard.	»	10,68
— Touzelle blanche de Provence. . . .	»	9,80

La moyenne pour les blés durs, en substances azotées, serait donc de 18, 36 p. 0/0; tandis qu'elle ne serait que de 11, 59 pour les blés tendres ; ceux-ci contiendraient donc un tiers de moins de viande végétale ou de principes plastiques que les premiers.

Il y aurait, par conséquent, un immense intérêt à vaincre les préjugés des consommateurs, des meuniers, des boulangers, qui s'opposent chez nous à l'utilisation des blés durs pour la confection du pain, puisque, si ceux-ci étaient généralement adoptés, on gagnerait immédiatement, sans augmenter sensiblement les dépenses, un tiers de plus de substance alimentaire. Si, comme l'a démontré M. Marchal, le déficit annuel de notre production en grains, dans les années les plus prospères, est de plus d'un million d'hectolitres, il résulte de ce qui précède que la substitution des blés durs aux blés tendres dans la culture rétablirait et au-delà l'équilibre entre la consommation et la production, si bien que la fortune de la France ne serait plus chaque année à la merci d'un rayon de soleil (1).

Depuis que nous savons, grâce aux recherches de M. Millon (2), qu'il y a des blés tendres, de magnifique apparence, qui ne renferment pas un atome de gluten, la question précédente acquiert encore un plus haut degré de gravité. Ces blés, qui sont précisément ceux que les meuniers et les bou-

---

(1) L. Marchal.— *Question des subsistances.*— 1 vol. in-12. Paris, 1849.

(2) Millon.— *Sur le gluten du blé.*— COMPTES-RENDUS DE L'ACADÉMIE DES SCIENCES, t. 38, séance du 2 janvier 1854, p. 12.

langers préfèrent à tous les autres parce qu'ils donnent les plus belles moutures, produisent et versent forcément dans le commerce des farines privées de leur élément nutritif essentiel. Dès lors, il doit arriver que ces farines, introduites dans les mélanges opérés habituellement par les meuniers, fournissent à la boulangerie des produits de l'aspect le plus flatteur, mais qui ne contiennent cependant que 7, ou 8, ou 9 p. 0/0 tout au plus de gluten, ce qui en fait des farines de qualité très inférieure au point de vue de l'alimentation.

On voit donc, par tout ce qui précède, combien sont inexacts et susceptibles d'une foule d'erreurs les procédés empiriques qu'emploient les meuniers, les cultivateurs, et, en général, tous ceux qui font le commerce des blés et des farines pour apprécier la valeur comparative de ces denrées alimentaires. L'aspect, le maniement, le poids de l'hectolitre, le goût même, ne peuvent évidemment fournir que des renseignements vagues et souvent fautifs. Assurément le plus habile farinier ne pourra, en s'en tenant à ces seuls moyens d'appréciation, reconnaître si le blé qu'il achète a reçu une surcharge de 5 p. 0/0 d'eau, et contient ou ne contient pas de gluten ; le boulanger ou l'acheteur de farine ne pourra s'apercevoir si la farine qu'il voit et goûte à la halle renferme ou non la quantité normale de gluten. L'analyse chimique pourrait seule éclairer à cet égard. Il n'est, sans doute, pas possible d'y avoir recours pour les transactions ordinaires sur les marchés, quand il ne s'agit que d'achats de médiocre importance. Mais toutes les fois qu'il est question d'opérations étendues, les intéressés devraient toujours faire appel aux chimistes ; pour les grands approvisionnements entrepris par l'Etat ou les Compagnies, ce devrait être une règle générale.

Il est encore une autre circonstance qui diminue forcément la quantité de matière alimentaire que les blés récoltés annuellement devraient fournir aux besoins des populations : c'est le mauvais système de mouture adopté, toujours par suite de ce faux principe que la qualité du pain tient essentiellement à sa blancheur. Dans la pensée de ne laisser dans la farine que le moins possible de la matière ligneuse formant l'enveloppe corticale du grain, on extrait par le blutage de ce grain broyé qui ne contient jamais plus de 2,5 à 3 p. 0/0 de cette matière indigestible (1), de 23 à 26 p. 0/0 d'un résidu qu'on nomme *son*.

Or, ce *son*, qui forme ainsi le quart de la substance utile du blé, est riche en principes alimentaires, puisqu'il renferme sur 100 parties en poids :

Amidon, dextrine et matière sucrée.	52,2
Matières azotées	14,9
Matières grasses (avec principes aromatiques particuliers).	3,6
Substances minérales	5,7
Eau	13,9
Ligneux ou cellulose	9,7
	100,0

(1) M. Péligot a trouvé de 1,4 à 2,3 p. 0/0 de ligneux dans les blés qu'il a analysés (*sur la composition du blé.* — ANNALES DE CHIMIE

L'enveloppe corticale du grain de blé se compose de deux pellicules accolées l'une à l'autre. La pellicule *externe*, formée des téguments du grain, est une sorte de matière ligneuse, inerte, indifférente aux phénomènes de la panification et de l'assimilation; organe protecteur durant la végétation, et qui est devenu corps étranger pour la farine et pour le pain. La pellicule *interne*, due à la couche superficielle de l'amande, et qui comprend les cellules tout à fait périphériques du périsperme, a concentré dans son tissu tout cet excès d'azote, de phosphates, de graisse, d'essence et d'arome, que l'analyse chimique découvre dans le *son brut*, qui est un mélange des deux pellicules (1).

On prive donc la farine, en enlevant le son, d'une forte proportion de principes véritablement utiles et l'on peut dire réellement que si le blutage à 25 p. 0/0 contribue à la beauté du pain, en revanche il appauvrit singulièrement sa qualité alimentaire.

Il ressort donc de là que le pain fait avec des farines moins bien blutées et dans lesquelles par con-

---

ET DE PHYSIQUE, 3e série, t. 29, p. 5 — 1850). La proportion la plus forte de ligneux trouvée par M. Millon dans les blés tendres indigènes n'a pas dépassé 2,38 p. 0/0, et les blés durs ne lui en ont donné que 1,25 (*de la proportion d'eau et de ligneux contenue dans le blé et dans ses principaux produits.* — ANNALES DE CHIMIE ET DE PHYSIQUE, 3e série, t. 26, p. 5 — 1849).

(1) Millon. — *Influence du lavage des blés sur les qualités du son, de la farine et du pain* (COMPTES-RENDUS DE L'ACADÉMIE DES SCIENCES, t. 38, séance du 20 mars 1854, p. 545).

séquent on laisse davantage de son, comme dans le pain de munition pour les troupes, le pain cuit dans les fermes, est plus nutritif que le pain blanc de 1re qualité. Certains physiologistes vont plus loin en prétendant que ce pain est supérieur à tous les autres; ils s'appuient sur les expériences de Magendie qui établissent : « qu'un chien mangeant à discrétion du pain blanc de froment pur, et buvant à volonté de l'eau commune, ne vit pas au-delà de cinquante jours, tandis qu'un chien mangeant exclusivement du pain bis militaire ou de munition vit très bien, et sa santé ne s'altère en aucune façon. » (1).

M. Millon, en s'appuyant sur ces expériences physiologiques et sur la composition chimique du son, a soutenu qu'il y aurait d'immenses avantages à faire entrer *tout le son* du blé dans la composition du pain. Il est certain que ce serait un moyen d'augmenter considérablement nos richesses agricoles sans les moindres frais de culture. Le savant chimiste ne s'en est pas tenu à des vues spéculatives. Du blé a été moulu sous ses yeux; les sons, mis à part, ont été remoulus finement, ajoutés à la farine, et le pain, fabriqué ainsi avec le blé tout entier, était d'une qualité remarquable. Il ne présentait pas les inconvénients du pain fabriqué dans quelques localités, en Belgique par exemple, avec de la farine brute non remoulue. Cette expérience,

(1) Magendie. — *Précis élémentaire de physiologie*, t. 2, p. 504, 4e édition, 1836.

répétée plusieurs fois, a toujours fourni un produit dont les connaisseurs ont apprécié la supériorité sur le pain fait avec de la farine blutée à 8, 10 et même 15 pour 0/0 (1).

M. A. Duboys, pharmacien à Limoges, appelé par l'administration de la maison centrale de force et de correction de cette ville à reconnaître la qualité du pain distribué aux détenus, et la valeur des farines employées à sa fabrication, s'est convaincu que le son est une matière essentiellement alimentaire, même pour l'homme, lorsqu'il est placé dans des conditions assez favorables pour le digérer; qu'il a une valeur alibile plus grande que la farine de seigle; qu'il communique au pain une saveur aromatique agréable, et la propriété de se conserver plus longtemps frais que le pain préparé avec de la farine fortement blutée. M. Duboys conclut donc de ses observations, conformément aux idées de M. Millon, que du pain préparé avec du blé de bonne qualité, soumis à une mouture telle qu'il fût réduit tout entier en farine impalpable et homogène, conviendrait sous tous les rapports à l'alimentation de l'homme (2).

L'importance de cette question n'a pas échappé au zèle éclairé du Comice agricole de Gisors. Une

---

(1) Millon.— *Loco citato* — ANNALES DE CHIMIE ET DE PHYSIQUE, 3e série, t. 26, p. 36.

(2) A. Duboys. — *Du son dans le pain*, broch. in-8. Limoges, 1850. — *Répertoire de pharmacie*, t. 6, p. 264, n° de mars 1850.

Commission nommée dans son sein pour soumettre à une expérimentation attentive le pain préparé avec la farine et le son, d'après le système de M. Millon, a exprimé par l'organe de M. Lepage, son rapporteur, une opinion entièrement favorable à ce système. Elle a reconnu, en effet, que du pain préparé avec 3 parties de fleur de farine et 1 partie ou 25 p. 0/0 de son réduit en farine, réunissait toutes les qualités désirables (1).

M. de Gasparin regarde aussi le son comme très nutritif, et il nous apprend que dans un temps de disette, on a vu un village situé près de Nancy se nourrir entièrement de pain fait avec du son acheté chez les voisins; les habitants ne s'en trouvèrent pas mal. On nourrit très bien les chiens de campagne avec un pain semblable, et ils sont très robustes (2).

L'usage du pain contenant une forte proportion de son, recommandé aux estomacs fatigués, et prescrit souvent aujourd'hui contre la constipation habituelle et la disposition aux congestions cérébrales, semble prouver aussi que le blutage à 20 et 25 p. 0/0 est plutôt une question de luxe qu'un moyen de fournir une meilleure nourriture.

Nous savons maintenant, grâce aux recherches de M. Mouriès, comment le son intervient avanta-

---

(1) *Comice agricole du canton de Gisors.* Bulletin n° 3, 1851, p. 25.

(2) De Gasparin. — *Cours d'agriculture,* t. 5, p. 561.

geusement dans l'alimentation , et pourquoi il imprime, à la farine qui le contient, des propriétés hygiéniques spéciales et un pouvoir alimentaire plus marqué. La pellicule interne de l'enveloppe corticale du grain renferme un principe azoté, soluble dans l'eau tiède, qui possède à un haut degré la faculté remarquable de liquéfier l'amidon en le changeant en dextrine et en sucre. C'est donc surtout en intervenant de cette manière, comme ferment, que le son agit dans la panification, et, par suite, dans la digestion. En effet, la pellicule interne du son introduit d'abord dans le pain des principes aromatiques et sapides favorables à la digestion; puis, ces mêmes principes désagrègent les grains d'amidon, les gonflent, y incorporent de l'eau, les fluidifient en partie, et les préparent à l'absorption des vaisseaux de l'intestin; de là, plus grand rendement de la farine en pain, assimilation plus facile de celui-ci, et sentiment particulier de l'estomac satisfait. On sait que l'amidon qui n'est point fluidifié et converti en sucre, ne concourt pas à la nutrition, et est rejeté par le tube intestinal comme une matière inassimilable.

Les recherches de M. Mouriès expliquent donc très bien la différence existant entre le pain bis et le pain blanc par l'influence, sur l'amidon, du son qui se trouve dans le premier, et qui manque dans le second. C'est là qu'il faut chercher la cause du goût agréable des pains fabriqués avec les bonnes farines bises, la cause du plus grand rendement de celles-ci au pétrin, de leur action nutritive particulière constatée par Magendie sur les animaux, et de cette sensation accusée par les consommateurs de pain bis, déclarant presque tous que ce pain leur tient à l'estomac et les rassasie mieux que le pain blanc (1).

En regard de ces opinions, toutes favorables à la conservation de la plus grande partie du son dans les farines, je dois placer celle de M. Poggiale, professeur à l'Ecole de médecine et de pharmacie militaires du Val-de-Grâce, qui est fort loin de partager l'enthousiasme de M. Millon et de ses adhérents pour le son envisagé comme matière alibile. Des analyses et des expériences physiologiques faites par ce savant, il résulterait que le son contiendrait 44 p. 0/0 seulement de matières assimilables et 56 p. 0/0 de substances qui ne pourraient servir à la nutrition. Cette proportion si élevée de matières réfractaires à l'action des organes digestifs justifierait, d'après M. Poggiale, l'élimination du son de la farine, et la perte qui résulte de l'opération du blutage. On ne saurait nier, d'après lui, que le pain préparé avec la farine brute est généralement brun, mal levé, d'un aspect peu appétissant, d'une saveur aigre et d'une digestion souvent difficile. Aussi, l'Administration de la guerre a élevé depuis quelques années le blutage de la farine à 15 p. 0/0 d'extraction du son. M. Poggiale démontre qu'on peut obte-

(1) Mouriès. — *Comptes-rendus de l'Académie des Sciences*, t. 37, p. 351—427—775 (1853), et t. 38, p. 515 (1854).
Millon. — *Loc. cit.* — *Comptes-rendus de l'Académie des Sciences*, t. 38, p. 547.

nir du pain de munition très bon et très nourrissant en suivant cette pratique. Le son qu'on y laisse ne peut être utile, d'après lui, que parce qu'il retient plus longtemps dans les organes digestifs les principes assimilables. En effet, beaucoup de physiologistes admettent que la puissance nutritive des aliments n'augmente pas d'une manière absolue en raison directe de la concentration des éléments assimilables qui entrent dans leur composition, et que, pour être bien digérés, les principes nutritifs ont besoin d'être mélangés avec des matières plus réfractaires. Ce serait le rôle du son lorsqu'il se trouve en proportion convenable dans le pain. Avec un pain trop léger, trop prompt à traverser l'appareil digestif, des jeunes gens robustes soumis, comme le sont nos soldats, à des exercices et à des labeurs souvent pénibles et prolongés, ne sauraient être aussi bien nourris qu'avec le pain de munition.

En comparant ce dernier pain, tel qu'il est préparé maintenant dans les manutentions militaires, avec le pain de première et de deuxième qualité de la boulangerie civile, de celui des hospices de Paris et des farines commerciales, M. Poggiale est arrivé, par ses analyses, à ce fait, que le pain et la farine de munition contiennent moins de matières azotées que le pain et la farine de première qualité, mais qu'ils en renferment plus que le pain et la farine de deuxième qualité. M. Payen avait obtenu les mêmes résultats en opérant sur les farines seulement; il en avait conclu que la farine de munition possède des qualités nutritives supérieures aux farines de deuxième qualité. En effet, celles-ci ne renferment pas, comme la farine de munition, toutes les parties du blé; elles se préparent avec les produits inférieurs obtenus après la séparation des gruaux et de la fleur de farine. Ce serait donc le pain fait avec de bonne farine de munition, qu'il faudrait prendre comme type du pain bis à fabriquer en grand dans les boulangeries civiles. D'après M. Poggiale, ce pain renferme, à l'état sec, 2,26 p. 0/0 d'azote ou 14,69 p. 0/0 de matières azotées, et il est bien supérieur au pain de munition de tous les autres pays (1). C'est une grande satisfaction pour nous de savoir que, des nombreuses armées du continent, c'est celle de France, la plus courageuse et sans contredit la plus intelligente et la plus instruite, qui est la mieux nourrie.

Des analyses faites par M. Boussingault pour rechercher si du pain bis-blanc, distribué à la classe indigente de Paris, en 1847, était aussi riche en principes azotés que le pain blanc, lui ont donné les résultats suivants :

	Pain blanc.		Pain bis-blanc.
Matières azotées.	7,0	. . .	6,3
Amidon, dextrine.	55,5	. . .	56,5
Matière grasse	0,2	. . .	0,2
Phosphates.	1,0	. . .	1,0
Eau.	36,3	. . .	36,0
	100,0	. . .	100,0

(1) Poggiale. — *Examen du pain de munition distribué aux troupes des puissances européennes et de la composition chimique*

On voit qu'il n'y a, pour ainsi dire, aucune différence entre les deux sortes de pain. M. Boussingault ajoute que le pain de deuxième qualité préparé à Paris, et que les associations charitables ont eu quelque peine à faire accepter, est certainement supérieur en qualité à celui qu'on consomme à sa ferme de Bechelbronn, en Alsace (1).

Les résultats obtenus par M. Boussingault concordent parfaitement avec ceux qui ont été constatés, il y a quelques années, par la Commission chargée par le Ministre de la guerre de comparer les qualités du pain de munition avec celles du pain destiné à la classe civile de Paris. Cette Commission, composée de MM. Dumas, Payen, Magendie, de l'Institut, de deux officiers du génie, d'un sous-intendant militaire, d'un officier principal des subsistances militaires et des deux syndics des boulangers de Paris, a résumé ses travaux ainsi qu'il suit :

« L'étude de la panification établit d'une manière certaine que l'apparence est souvent un mauvais guide en fait d'alimentation. L'expérience a prouvé que le gluten satisfait à lui seul à une nourriture complète et prolongée; or, reconnaître la quantité du gluten que contient une farine ou un pain, c'est reconnaître sa qualité nutritive. Pour arriver

---

du son. — *Comptes-rendus de l'Académie des sciences*, séances du lundi 1er août 1853, t. 37, p. 171. — *Journal de chimie médicale*, t. 9, 3e série, p. 529.

(1) Boussingault. — *Economie rurale*, t. 1, p. 430.

à ce résultat, des expériences ont été faites sur plusieurs sortes de farines prises dans les boulangeries de Paris et dans les établissements publics. Elles ont donné les résultats suivants :

La farine 1re qualité contenait.....	29,40 p. 0/0 de gluten ;	
La farine 2e id. id.........	19,48	—
La farine des hospices civils.......	25,30	—
Et les farines blutées à 15 p. 0/0 de la manutention militaire de Paris.....	28,00	—

« En conséquence, il demeure reconnu que la farine de première qualité a donné 1,40 p. 0/0 seulement de gluten en plus que celle de la manutention, et que cette dernière contenait 8,52 p. 0/0 en plus que la deuxième qualité, et 2,70 en plus que la farine des hospices.

« En résumé, nous croyons que la préférence donnée au pain blanc sur le pain de munition est l'effet d'un préjugé enraciné dans l'esprit des masses, et qu'on parviendra difficilement à détruire (1). »

Si les farines de deuxième qualité des boulangeries civiles sont moins bonnes que celles des manutentions militaires, c'est qu'elles ne sont pas

(1) *Observations sur le service des vivres de l'armée*, par MM. Doineau et Berger, syndics des boulangers de Paris. — Broch. in-8. Paris, 1850.

le produit intègre de toutes les parties constitutives du blé, mais bien une combinaison de quelques-unes de ces parties, mélangées dans des proportions arbitraires, et dans le seul but d'obtenir un certain degré de blancheur. C'est, en effet, à l'aide d'un remoulage habile des gruaux, qu'on obtient trois espèces de farines d'un sac de blé : 1° la farine de gruau ; 2° les farines de première qualité ; 3° les farines de deuxième. Bref, le procédé consiste à séparer le bon du mauvais, et à pulvériser ce mauvais, qui, par un effet de réfraction de la lumière, paraît encore assez blanc. Ajoutons que, dans les farines de deuxième, obtenues ainsi, on ajoute ordinairement, dans le midi de la France, des farines de maïs blanc ; dans le centre, de la farine de féverole, et, dans nos départements du nord, de la fécule de pomme de terre, et surtout aujourd'hui, que cette dernière est trop chère, des farines de seigle, d'orge ou de riz. C'est par suite de toutes ces causes, que les farines de deuxième qualité du commerce ne contiennent que 19 p. 0/0 de gluten, tandis que la farine de munition, composée de tout le fruit du blé et renfermant tous les éléments nutritifs du froment dans les proportions normales exactes dans lesquelles la nature le produit, sauf le son extrait, à raison de 15 p. 0/0, en contiennent 28 p. 0/0 (1).

---

(1) *Mémoire sur les améliorations à introduire dans le pain du soldat*, par la Société libre du Commerce et de l'Industrie de Rouen. — Broch. in-4. — Rouen, 1851.

Il est facile aussi de comprendre pourquoi le pain préparé à la campagne est très souvent de fort vilaine apparence et moins bon qu'il ne devrait être. Par apathie, et plus encore par un motif d'économie mal entendue, les cultivateurs ne nettoient pas et ne font pas nettoyer leurs blés par les meuniers. « Ils voient, dit M. Brunier, dans cette manipulation, une occasion de plus d'être trompés. Ils ne veulent pas que le meunier leur justifie séparément du poids de la poussière, des pierres et des déchets extraits de leur blé par le nettoyage. Ils ne veulent pas non plus qu'il mélange ces ordures dans le son; ils préfèrent qu'elles restent dans la farine, et qu'introduites dans le pain, elles servent, non à leur alimentation, mais à altérer le pain dont ils se nourrissent..... Vous aurez la mesure du préjugé qui est, sous ce rapport, enraciné dans les campagnes, par une conversation échangée, lors de notre dernière exposition à l'Hôtel-de-Ville (en novembre 1854), entre un constructeur et un cultivateur. On parlait de la propreté des blés, de la nécessité de les nettoyer avant de les moudre. Le cultivateur exprimait une opinion contraire : Le nettoyage, disait-il, fait du déchet, produit une perte. — Si vous voulez ne rien perdre, répondait le constructeur, faites nettoyer tout de même votre blé, et mettez dans les issues de la mouture les déchets du nettoyage. — Non pas, répliqua le cultivateur, cela ferait du mal à mon cheval. — Et vous préférez, répondit le constructeur, mettre dans votre pain et manger vous-même les ordures que vous ne voulez pas que l'on fasse manger à votre cheval ! Vous poussez l'intérêt un peu loin ! (1) »

Je ne dois pas taire ici que M. Péligot est d'opinion que la conservation du son dans la farine a l'inconvénient d'y introduire un excès de matière grasse, ce qui rend la panification plus difficile. Il y a, en effet, dans le son, de 3 à 5 1/2 de matière grasse, tandis que les farines de belle qualité n'en contiennent jamais plus de 1 p. 0/0. « Cette proportion, dit M. Péligot, je la crois nécessaire à la confection du pain ; mais je crois aussi qu'elle ne peut être dépassée impunément quand il s'agit de fabriquer, non pas seulement du pain nutritif, mais, ce qui est un point capital en matière d'aliment, du pain d'un goût et d'un aspect agréables. Ce qui donne, en effet, au pain bis son œil grisâtre, cette sorte de translucidité, et la propriété de retenir plus d'eau que le pain blanc de première qualité, c'est moins la cellulose qu'il contient que la matière grasse qui s'y trouve en plus forte proportion que dans le pain blanc. Cela me paraît surtout évident pour le pain fabriqué avec le seigle, dont la farine contient, d'après M. Boussingault, 3 1/2 de matières grasses. Si ce pain est plus hygrométrique que celui de froment, s'il est plus difficile à fabriquer, quoiqu'il contienne à peu près la même proportion de principes azotés, c'est à

(1) Brunier. — *Mouture du blé et rendement en farine.* — 137ᵉ Cahier des *Travaux de la Société centrale d'agriculture de la Seine-Inférieure*, 2ᵉ trimestre de 1855, p. 323.

cette proportion, relativement forte, de matières grasses, qu'il faut attribuer ces différences. Ces observations n'ont pas pour but de révoquer en doute les améliorations que M. Millon propose d'introduire dans la fabrication du pain de munition, mais de montrer que la différence qui existe entre ce pain et le pain blanc ne réside pas seulement dans quelques centièmes de matière ligneuse en plus ou en moins, mais surtout, dans mon opinion, dans un excès de matière grasse, qui s'oppose à une panification aussi bonne que celle qu'on obtient avec les farines de première qualité » (1).

Cette opinion de M. Péligot, nous devons le dire, n'est pas en rapport avec les analyses des pains bis-blanc et de munition, faites par MM. Boussingault et Payen, qui démontrent nettement qu'il n'y a pas plus de matière grasse dans ces pains que dans le pain blanc, ou au moins que la différence en plus est insignifiante.

Par les faits exposés jusqu'ici, on doit comprendre maintenant tout l'intérêt qui s'attache à ne pas séparer des farines 20 et même 25 p. 0/0 de son, alors qu'il n'y a dans le grain que 2 à 3 p. 0/0 de matière ligneuse tout-à-fait indigestible ; car en agissant ainsi, c'est absolument comme si l'on diminuait de 18 ou de 22 p. 0/0 le produit des récoltes de froment. Mais pour faire passer dans la pratique l'emploi des farines non blutées, il fau-

(1) Péligot. — Mémoire déjà cité, p. 32 et 33.

drait tout d'abord que les meuniers et les minotiers perfectionnassent leur système de mouture, et que les boulangers améliorassent encore leurs procédés de panification.

L'attention de plusieurs bons esprits est dirigée, grâce à Dieu, depuis quelque temps vers ces perfectionnements de la mouture des grains. L'un de nos amis, un ingénieux chimiste, M. J. Grelley, s'occupe avec persévérance, et non sans succès, de la décortication du blé, de manière à n'enlever que la pellicule externe de l'enveloppe corticale, et à laisser en totalité dans la farine la pellicule interne avec tout ce qu'elle renferme en gluten, en amidon, en matières grasses et aromatiques. Nous savons que sous l'impulsion et les encouragements partis de haut lieu, d'autres économistes et industriels se sont mis à l'étude de cette importante question.

Déjà M. Millon a montré tous les avantages qu'on pourrait retirer d'une pratique suivie dans les contrées méridionales. Là, on a l'habitude de laver les blés et de les sécher à l'air libre; en saisissant ensuite les grains par l'action de la meule, quelques moments après leur immersion et leur essorage, on profite d'un état momentané des téguments ligneux qui se sont presque détachés par un soulèvement naturel, et on les sépare nettement de la pellicule interne qui reste attachée à l'amande. On épure ainsi les grains d'une manière bien plus complète que par les nettoyeurs les plus énergiques; on obtient des sons d'une légèreté extrême et qui ne consistent plus guère qu'en débris ligneux proprement dits;

les farines ont une blancheur éclatante et elles sont d'une beauté et d'une pureté exceptionnelles, que la minoterie s'efforce vainement de communiquer à ses produits par tout autre procédé. On parvient, par cette méthode du trempage, à obtenir des blés durs 88 à 90 p. 0/0 de farine plus nutritive que les 75 ou 80 qu'on tire ordinairement des mêmes grains. Lorsque M. Millon fit panifier, à Lille, pour la première fois, la farine provenant de la mouture immédiate des blés lavés, on l'accusa d'avoir augmenté la saveur de ce pain par des moyens artificiels et d'y avoir mis du sucre. La pellicule interne du son avait été simplement introduite dans la farine, tandis que la pellicule externe et ligneuse en avait été rejetée (1).

En Algérie, les Arabes emploient depuis des siècles, au lieu de la mouture, un procédé assez curieux qui a beaucoup d'analogie avec le précédent, et qui permet d'utiliser réellement toute la substance nutritive du grain. Voici en quoi il consiste :

Les grains de froment sont humectés, puis mis en tas au soleil et recouverts d'étoffes humides ; ils ne tardent pas à se gonfler, de telle sorte que lorsqu'on les dessèche de nouveau en les étendant en couches minces, ils se racornissent, et la

---

(1) Millon. — *Influence du lavage des blés sur les qualités du son, de la farine et du pain.* (COMPTES-RENDUS DE L'ACADÉMIE DES SCIENCES, t. 38, p. 545 [1854.])

pellicule externe se détache seule de l'intérieur farinacé. En faisant glisser les grains entre deux meules assez écartées pour les concasser en morceaux sans les réduire en farine, cette enveloppe friable se brise, et on l'élimine par le vannage.

C'est à ce grain concassé ou gruau, qu'on donne le nom de *Kouscoussou* ou *Couscouss*. Il se conserve mieux que la farine; on le tient au sec enfermé dans des sacs de toile ou de peau. Il forme la base de la nourriture des Arabes, qui le font cuire avec de la viande ou du lait. C'est, sans contredit, la meilleure manière d'employer le blé, puisque, sous cette forme, il est bien plus nutritif ou azoté que sous celle de pain; les chiffres suivants, empruntés à M. Payen, le démontrent :

	Azote.	Carbone.	Matière grasse.	Eau.
Pain blanc de Paris fait avec farine de blé tendre. . . .	1,08	29,50	1,20	36
Pain de munition ancien. . .	1,07	28,00	1,50	41
— — nouveau . .	1,20	30,00	1,50	35
— de farine de blé dur . .	2,20	31,00	1,70	37
Couscouss des Arabes	3,00	40,00	2,00	12 (1)

Le couscouss des Arabes peut suffire, sans aucun mélange, aux conditions d'une bonne alimentation, puisque dans 867 gr. de cette préparation, on trouve 26 gr. d'azote et 347 gr. de carbone, nombres qui

(1) Payen. — *Des substances alimentaires*. 1 vol, in-12. Paris, 1854, p. 353 (Bibliothèque des chemins de fer).

s'éloignent peu, comme on le voit, des rapports de 26 à 330 que nous avons posés précédemment comme étant ceux qui procurent une alimentation suffisamment réparatrice.

En présence des efforts dirigés depuis quelque temps vers le même but, il y a tout lieu d'espérer que, dans un avenir prochain, on aura résolu le problème de n'enlever aux grains que la seule partie ligneuse, c'est-à-dire 2 à 3 centièmes tout au plus de leur substance, de manière à réaliser 90 à 95 p. 0/0 de farine, en tenant compte des pertes inévitables en grand, ce qui permettra évidemment de fabriquer le pain au meilleur marché possible, tout en l'obtenant pourvu d'un pouvoir nutritif plus considérable.

En attendant cet heureux résultat de la science, nous pouvons toujours établir en principe que les blés soumis à un nettoyage énergique, c'est-à-dire bien débarrassés des ordures, des champignons microscopiques et des débris d'insectes adhérents à leur épiderme (1), triturés et blutés ensuite de manière à n'extraire que 15 p. 0/0 de son, au lieu de 25 p. 0/0, fournissent du pain qui, quoique de couleur bise, vaut infiniment mieux pour la nourriture de l'homme que le pain blanc dit de

---

(1) Quiconque a vu dans un moulin les ordures qu'on retire du blé par le nettoyage, se rend facilement compte de l'intérêt que mérite cette question. (Brunier. — *Société centrale d'agriculture de Rouen*, 137e cahier, 1855, p. 326.)

première qualité, que les habitants de la ville, riches ou pauvres, veulent seul consommer (1).

La classe malaisée du peuple, que les bureaux de bienfaisance ont à leur charge, refuse actuellement le pain de deuxième qualité, sous prétexte qu'il est moins bon. Le vrai motif de cette répugnance à consommer du pain bis, c'est tout simplement le besoin d'imiter la classe riche. Sans doute, ainsi que nous l'avons dit précédemment, le pain bis dans les villes est préparé avec des farines moins bonnes, moins fraîches, et on y fait entrer une certaine proportion de seigle ou d'orge; mais généralement ce pain est repoussé, uniquement parce qu'il n'a pas la blancheur du pain des riches.

C'est là un des plus mauvais résultats de ces dangereuses maximes répandues dans les classes populaires aux jours de lugubre mémoire! On a tant surexcité les germes d'envie qui dormaient au fond des cœurs, qu'on a étouffé les sentiments vrais, les

(1) Au moyen de ce seul changement dans le blutage de la farine, on pourrait gagner annuellement 8 millions d'hectolitres de blé pour la nourriture du peuple. En effet, nos 86 départements produisent, année commune, 80 millions d'hectolitres de blé qui, par le blutage à 25 p. 0/0, se réduisent à 60 millions; il y a donc une perte nette de 20 millions de matière utile, tandis que, par le blutage à 15 p. 0/0, la perte ne serait que de 12 millions d'hectolitres, ce qui est encore énorme. Dans tous les cas, on voit que ces 8 millions d'hectolitres de blé gagnés par un blutage moins énergique, tel qu'on l'exécute dans les manutentions militaires, équivaudraient, à très peu de chose près, à la diminution de récolte dont nous souffrons en 1855, ce qui ferait de cette année malheureuse une année normale.

notions de l'utile et du juste, et qu'on a détourné chacun de la voie qu'il devait parcourir dans la société sans en troubler l'harmonie et la tranquillité. C'est maintenant à la science et à la philanthropie bien entendue qu'il appartient de remettre chaque chose à sa véritable place, et de dissiper des erreurs qui entretiennent les souffrances et les plaintes de ceux qui les partagent. Tel a été le principal mobile qui nous a fait écrire ces pages, dans un moment où il est si important de ne pas laisser s'égarer les esprits sur la question fort grave des subsistances.

J'avais terminé ce petit travail, lorsqu'en relisant quelques-unes des charmantes *Lettres* de M. Liebig *sur la Chimie*, j'ai trouvé dans l'une d'elles certains passages qui fortifient merveilleusement les idées que j'ai émises précédemment. L'autorité de l'illustre chimiste allemand me paraît précieuse, et je m'en empare en reproduisant ici textuellement les pensées qu'il a formulées avec sa netteté habituelle :

« On a proposé, dit-il, pour abaisser le prix du pain, d'ajouter à la pâte de la fécule de pomme de terre, de la dextrine, du riz, de la pulpe de navet, des pommes de terre exprimées, crues ou cuites; mais toutes ces additions en diminuent la valeur nutritive.

« L'addition à la farine de la fécule, de la dextrine ou de la pulpe de navet, donne un mélange dont la valeur nutritive est égale à celle des pommes de terre ou même moindre, et certes ce n'est point une amélioration que cette transformation de la farine de blé en un aliment ayant la même valeur que le riz ou les pommes de terre. Le vrai problème consiste à communiquer au riz et aux pommes de terre une efficacité égale ou semblable à celle de la farine de blé, et non pas à faire l'inverse. Dans tous les cas, il vaut toujours mieux faire cuire les pommes de terre et les manger ainsi avec le pain; l'autorité devrait même en interdire l'addition au pain, à cause des fraudes inévitables.

« Le mélange de la farine de pois, de haricots ou de fromage blanc, avec la farine de seigle, comme il se pratique en Bavière (D. Vogel), répond plutôt au but; toutefois, on n'y gagne rien quant au prix.

« On ne réalise, en effet, une véritable économie qu'en employant, dans ce but, des déchets qui, dans le cours ordinaire des choses, n'ont point de valeur comme substances alimentaires.

« Ainsi, en Angleterre, on traite les meilleures farines de froment par milliers de quintaux, pour l'extraction de l'amidon, destiné à l'apprêt des calicots, et le gluten qu'on obtient comme produit accessoire (12 à 20 p. 0/0 de la farine sèche) est, en plus grande partie, perdu pour l'alimentation.

« Dans les expériences des Académiciens français, on a nourri des chiens pendant 90 jours avec du gluten de froment, que les animaux mangeaient cru, sans répugnance et sans interruption, sans qu'il en résultât aucune perturbation de leur santé.

« A part les substances organiques du jus de viande, il n'est pas de matière plus rapprochée de la fibrine de la chair que le gluten de blé, sous le rapport des propriétés et de la valeur nutritive. Bouilli dans un peu d'eau salée, séché et réduit en poudre fine, le gluten se laisse aisément conserver, et donne, avec un peu d'extrait de viande et d'herbes de cuisine ordinaires, le potage le plus substantiel et le plus savoureux. Comme provision de bouche pour les navires et les forteresses, le gluten sec, associé à de l'extrait de viande, rendrait disponible une grande quantité de viande (1).

. . . .

« Tous ces moyens d'atténuer la misère des classes pauvres, en temps de disette, n'ont qu'une valeur locale et ne suffisent pas à la consommation d'un grand pays. Il n'est qu'un palliatif pour les districts plus étendus : il consiste à faire le pain avec la farine non blutée, c'est-à-dire à y laisser

---

(1) Depuis plus de 12 ans, en France, on utilise, pour l'alimentation de l'homme, le gluten qui provient de l'extraction de l'amidon par le procédé de M. Emile Martin, procédé qui a généralement remplacé l'ancien mode par trempage et fermentation des grains moulus. Dans les nouvelles amidonneries, on obtient des farines de 20 à 25 p. 0/0 de gluten frais, qu'on dessèche, qu'on granule, et dont on fait une pâte analogue aux pâtes d'Italie pour les potages, on en consomme maintenant beaucoup sous le nom de *gluten granulé*. C'est la maison Veron frères, de Poitiers, qui a créé cette nouvelle industrie. Le gluten granulé, introduit dans le bouillon gras ou maigre, s'y gonfle en quelques minutes, à la température de l'ébullition, en sorte que le bouillon ne restant que très peu de temps sur le feu, conserve tout son arôme ; le potage obtenu est dès lors plus agréable, plus nourrissant, plus

le son, et à utiliser ainsi toute la matière alimentaire contenue dans le blé.

« En 1658, un édit de Louis XIV fit défense, sous peine de fortes amendes, de remoudre le son. Cette opération, telle que la faisaient les moulins d'alors entraînait une perte de 40 p. 0/0.

« Au XVIIe siècle, Vauban estima la consommation annuelle d'un soldat à près de 356 kil. de froment, quantité qui, aujourd'hui, suffit presque à deux hommes. De notre temps, les perfectionnements de la meunerie font gagner à l'homme, tous les ans, pour la valeur de plusieurs centaines de millions, des quantités prodigieuses de matières alimentaires qui ne se donnaient autrefois qu'aux bestiaux, pour lesquels on les remplace maintenant, avec bien plus d'avantage, par d'autres aliments qui ne conviendraient nullement à l'homme.

« La valeur du son, comme substance nutritive, a depuis longtemps été signalée, surtout par M. Millon.

---

digestible que celui préparé avec les pâtes sèches d'Italie, dont la dureté est telle que ce n'est que par une ébullition prolongée qu'on parvient à les hydrater convenablement. Je ne saurais trop recommander, pour en avoir fait un usage habituel depuis longtemps, l'adoption du gluten granulé, soit pour les potages gras ou aux herbes, soit pour animaliser les préparations culinaires faites avec le riz et la pomme de terre. Le gluten granulé s'associe très bien au lait, association qui fournit un aliment doublement restaurant. 45 à 50 grammes, correspondant à une forte cuillerée, suffisent pour 1 litre de liquide. Le kilogramme de gluten granulé se vend en ce moment 1 fr. 40 c.

« Le froment ne contient pas plus de 2 p. 0/0 de matière ligneuse, impropre à la digestion, et le moulin le plus parfait, dans toute l'extension du mot, ne devrait pas donner plus de cette quantité de son. Et cependant nos meilleurs moulins en donnent toujours encore de 12 à 20 p. 0/0 (10 parties de gros son, 7 parties de son fin, et 3 parties de farine de son), les moulins ordinaires donnent jusqu'à 25 p. 0/0 de son, contenant 60 à 70 p. 0/0 des principes les plus nutritifs de la farine.

« Il est évident qu'en employant à la panification la farine non blutée, on augmente le produit d'au moins 1/6 à 1/5e. Le prix du pain peut ainsi être diminué de la différence du prix du son (employé pour les bestiaux) sur le prix de la farine. En temps de disette, le son acquiert donc bien plus de valeur, et cela d'autant plus qu'il ne saurait être remplacé par aucune autre substance alimentaire.

« La séparation du son d'avec la farine est une affaire de luxe, et plutôt nuisible qu'utile à la nutrition. Dans l'antiquité, jusqu'à l'époque de l'empire Romain, on ne connaissait pas la farine blutée. Dans beaucoup de localités d'Allemagne, particulièrement en Westphalie, on fait entrer le son avec la farine dans la fabrication du pain appelé *pumpernickel*, et il n'y a pas de population dont les organes digestifs soient en meilleur état. On reconnaît les limites du Bas-Rhin et de la Westphalie à la dimension extraordinaire des restes de repas déposés par les passants derrière les buissons, et ce sont peut-être ces remarquables documents de la valeur nutritive des aliments qui ont inspiré aux médecins anglais l'idée de recommander à leurs grands seigneurs l'usage du pain de farine non blutée, qui, dans beaucoup de maisons, fait partie du menu du déjeuner » (1).

M. Payen, dans un intéressant article *sur l'alimentation publique* qu'il vient de publier dans la *Revue des Deux-Mondes* (2), émet une opinion opposée à celle de M. Liebig et à celle que j'ai professée dans le cours de ce Mémoire, quant au blutage de la farine. Pour lui, la mouture actuelle et qu'il nomme perfectionnée, ainsi que la fabrication du pain blanc, est l'un des caractères d'une civilisation progressive. Il admet bien que dans le son qu'on élimine du grain en si grande quantité, il y a beaucoup de matières nutritives, mais il croit néanmoins que cette élimination est avantageuse. Voici ses motifs :

« Sans doute, dit-il, lorsque l'homme en est réduit à trouver dans le pain sa nourriture exclusive, les substances particulières au son ou plus abondantes pour la plupart dans les parties corticales que dans les portions centrales du grain concourent à varier et à rendre plus complète l'alimentation. Dans ce cas aussi, le principe capable de fluidifier et de rendre plus disgestible l'amidon est fort utile, car il facilite la digestion des matières amylacées nécessairement surabondantes. Ainsi donc, *si*

(1) Liebig.— *Nouvelles lettres sur la chimie.* — Paris, 1852, p. 233.
(2) Cahier du 15 octobre 1855, t. 12, 2e livraison, p. 323.

l'homme était contraint de se nourrir principalement et presque exclusivement de pain, cet aliment devrait contenir le produit total ou brut de la mouture, c'est-à-dire la farine et le son, ou, en d'autres termes, le fruit intégral du froment; mais telle n'est pas ou ne devrait pas être la situation normale de l'habitant d'un pays civilisé, même parmi les classes laborieuses. Là, au contraire, le régime alimentaire, pour être fortifiant, agréable, et souvent même pour être économique, doit comprendre, outre le pain et ses analogues (pommes de terre, riz, maïs), des produits animaux, de la viande de boucherie et ses congénères (poissons, œufs, fromages).

« Dans le premier cas, un ouvrier fort travailleur consommerait deux kilogrammes de pain par jour, et perdrait, en raison de sa nutrition incomplète ou d'une digestion plus pénible, une partie de ses forces effectives ; dans le second cas, réduisant à un kilogramme sa consommation de pain, y associant un tiers de kilog. de viande, il rendrait sa nourriture plus complète et plus salubre ; il pourrait accomplir un travail plus productif, et réaliser presque toujours ainsi une économie véritable. Des faits nombreux ne laissent aucun doute à cet égard. Les entrepreneurs anglais de travaux rudes et urgents ont acquis expérimentalement la certitude de la supériorité du second régime alimentaire, et parfois ils l'imposent à leurs ouvriers, lorsqu'une tâche excédant leur force ne pourrait, sans cela, être accomplie à temps. A plus forte raison, parmi les classes aisées de la population, n'est-on pas astreint à se nourrir de pain exclusivement. Dans ce cas, le plus général ou qui doit le devenir avec les progrès de l'industrie, on admettra sans peine qu'il y a avantage à préparer le pain avec la farine débarrassée par la mouture des parties corticales du blé. Le goût, on pourrait presque dire l'instinct naturel des populations les dirige en ce sens, et il n'y a pas lieu de le regretter, car le son, éliminé de l'alimentation des hommes, va enrichir la ration des animaux herbivores ou omnivores, qui s'en montrent fort avides et le digèrent mieux que nous. Ils le transforment, par une assimilation facile, en produits, lait et viande, bien mieux appropriés aux facultés digestives de notre organisme et d'une saveur infiniment plus agréable» (1).

On voit que M. Payen raisonne plutôt d'après ce qui devrait être que d'après ce qui est. Il n'est que trop vrai, malheureusement, que dans toutes nos grandes villes, la classe ouvrière, principalement dans les temps de cherté excessive des denrées alimentaires, ainsi que cela arrive cette année, ne mange guère autre chose que du pain; et il ne peut en être autrement, quand on songe qu'un père de famille, dont le salaire journalier ne dépasse pas 2 francs, doit fournir de la nourriture à 5 ou 6 personnes. Or, un pain de 3 kilogr. suffit à peine ; à 60 centimes le kilogr., cela fait 1 fr. 80. Les 20

---

(1) Payen. — *Loco citato*, p. 339.

centimes qui restent sont insuffisants pour acheter d'autres aliments; et puis, d'ailleurs, au prix de 1 fr. 50 c. que se vend le kil. de viande de premier choix, ou 1 fr. 20 c. le kil. de viande de seconde qualité ou ce qu'on appelle *les bas morceaux*, il n'y a pas possibilité d'en faire un usage fréquent, d'autant plus qu'au prix de la viande, il faut ajouter celui de la cuisson..... Disons de plus que, pour presque tous les ouvriers qui vivent en garni, ou dont les femmes travaillent en fabrique, les enfants étant conduits dès le matin aux crèches et aux salles d'asile, le temps manque pour préparer et faire cuire des aliments. Ce que nous disons des ouvriers, il faut à plus forte raison l'appliquer à toute cette partie de la population urbaine qui vit aux dépens des bureaux de charité. Dans les conditions malheureuses où nous nous trouvons, le pain est plus que jamais fatalement la nourriture exclusive de la classe populaire; il y a donc utilité, urgence même à le lui fournir aussi nutritif que possible. De là, la justification de nos idées à propos de la conservation dans le pain de tous les principes savoureux et plastiques qui se trouvent dans le son brut des minotiers, et de notre répugnance à approuver l'introduction dans la pâte de toutes ces matières féculentes peu nourrissantes (pommes de terre, maïs, riz, etc.) qu'on a préconisées de toutes parts, mais bien à tort, comme devant abaisser le prix du pain.

M. Payen ne se montre pas éloigné de tolérer l'addition de 5 ou 6 centièmes de ces matières dans les farines, comme un des moyens de combler le déficit de l'aliment que les populations ont le plus à cœur de pouvoir consommer ; car il reconnaît qu'un certain volume de pain, souvent même exagéré, paraît chez nous une nécessité absolue à laquelle tout doit céder, et que sans une certaine ration sous la forme de pain, on ne se croirait pas nourri (1).

Nous croyons que si l'Administration autorisait cette pratique dans l'espérance de faire diminuer le prix du pain, de nombreux abus surgiraient qui rendraient cette mesure doublement contraire aux intérêts de la population. D'abord, comme nous l'avons établi au début de ce Mémoire, l'économie ne serait qu'apparente, puisque la farine additionnée des substances féculentes absorbant beaucoup plus d'eau et fournissant du pain plus hydraté, l'abaissement du prix de ce dernier n'irait jamais assez bas pour compenser sa moindre valeur nutritive. Puis, l'impuissance de s'opposer à l'emploi d'une plus forte dose des matières féculentes que celle autorisée par l'Administration, ne tarderait pas à encourager la fraude ; si bien que la farine de froment se trouverait bientôt remplacée, pour la plus grande partie, par les substances dont il vient d'être question. Si l'on permettait l'addition à la farine de blé de 5 ou 6 centièmes de farine de seigle ou d'orge, de riz, de maïs, de fèves ou de pommes de terre, quelques jours après, on peut en être certain, on en mettrait 10, 15 et 20 centièmes,

(1) Payen. — *Loco citato*, p. 346.

le plus enfin qu'on pourrait, sans toutefois réduire le prix du pain; et, nous le demandons, dans ces conditions très probables, quel avantage en ressortirait-il pour le consommateur?... De payer beaucoup plus cher, par le fait, un aliment moins agréable, moins salubre et moins nourrissant.

En général, par l'emploi de ces diverses substances proposées pour rendre le pain plus économique, on trompe les yeux, mais on ne trompe pas l'estomac, ainsi que le disait Mathieu de Dombasle à propos du mélange des pommes de terre au pain (1). Ce n'est pas en comparant les prix de revient de ces mélanges, qu'on peut arriver à se faire une idée exacte de l'économie réelle qu'ils peuvent apporter dans l'alimentation; il faut comparer leurs pouvoirs nutritifs respectifs, d'après leur teneur en principes plastiques, et constater si la proportion de ces principes est en rapport avec le prix marchand du kilogramme. Sans cela, on se paye de vaines apparences, et on s'expose à compromettre la santé et la bourse de ceux qu'on a le louable désir de favoriser.

(1) *Annales de Roville*, t. 7, p. 327.

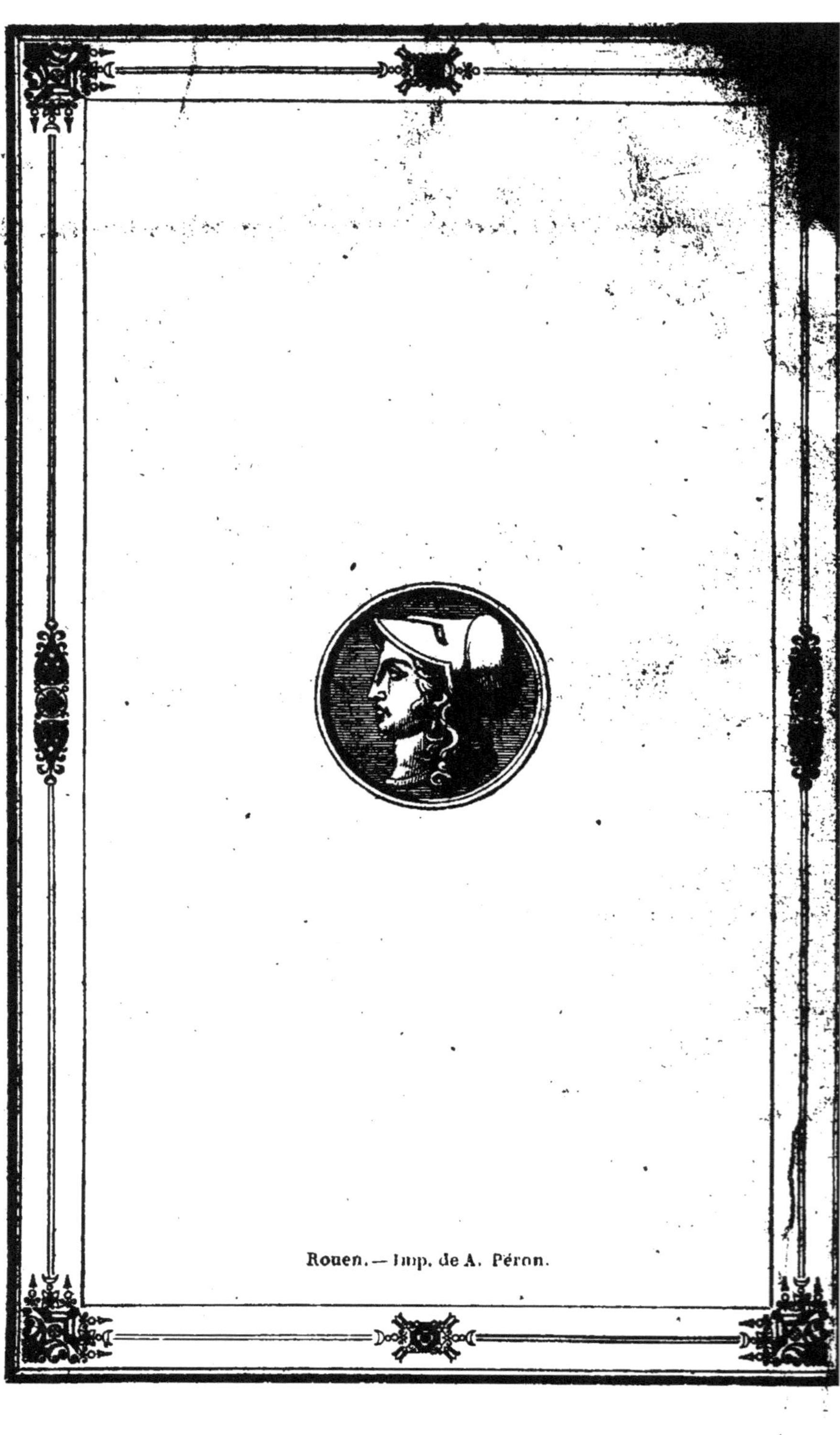
Rouen. — Imp. de A. Péron.

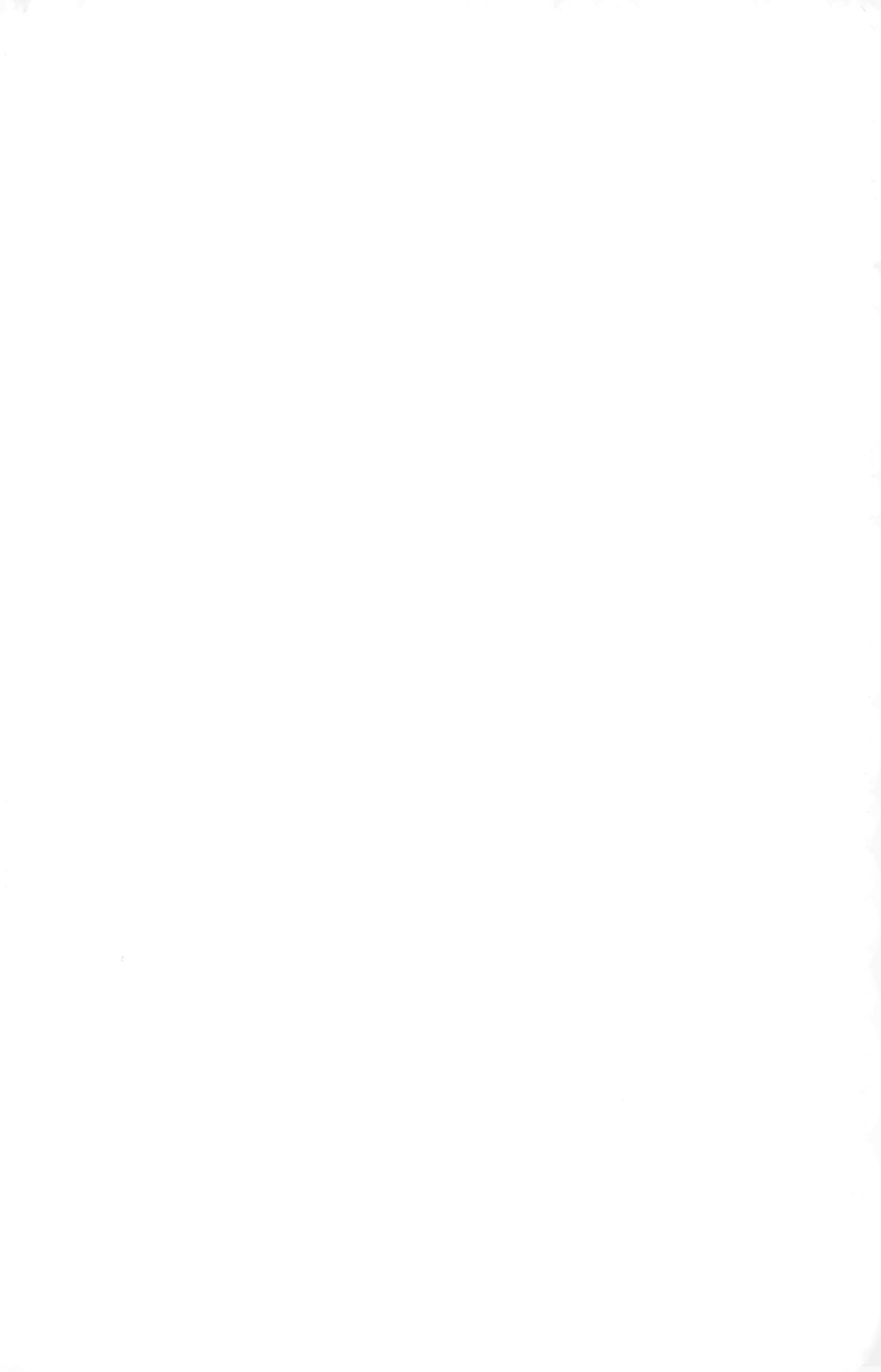

www.ingramcontent.com/pod-product-compliance
Lightning Source LLC
LaVergne TN
LVHW011953160826
845678LV00002B/509